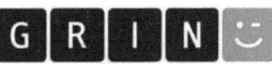

Vicky Tlatlik

Progressive Muskelrelaxation. Ein Konzept über 8 Kurseinheiten

GRIN Verlag

Bibliografische Information der Deutschen Nationalbibliothek:

Die Deutsche Bibliothek verzeichnet diese Publikation in der Deutschen National-
bibliografie; detaillierte bibliografische Daten sind im Internet über http://dnb.d-
nb.de/ abrufbar.

Impressum:

Copyright © 2013 GRIN Verlag, Open Publishing GmbH
Druck und Bindung: Books on Demand GmbH, Norderstedt Germany
ISBN: 978-3-668-00400-9

Dieses Buch bei GRIN:

http://www.grin.com/de/e-book/288063/progressive-muskelrelaxation-ein-konzept-
ueber-8-kurseinheiten

Deutsche Hochschule für
Prävention und Gesundheitsmanagement
Hermann Neuberger Sportschule 3

Bitte ankreuzen:

—   **Hausarbeit**

_x_   **Skript**

Fachmodul: Entspannung

Studiengang: Bachelor in Gesundheitsmanagement

Version Studienbrief*: Februar 2012, 7.0

(*Datum des Vorwortes, Versionsnummer in Fußzeile des Studienbriefes)

Studienort: Köln

Name, Vorname   Tlatlik, Vicky

Thema: **Progressive Muskelrelaxation**

- Kurskonzept über 8 Kurseinheiten-

INHALTSVERZEICHNIS

1   INHALT UND AUFBAU DES KURSKONZEPTES 3
1.1   Zielstellung und Begründung der ausgewählten Methode und Form 3
1.2   Organisation der notwendigen Ressourcen 5
1.3   Informationsblätter/ Übungsanweisungen/ sonstige Handzettel........................... 6
1.4   Rahmenbedingungen 7
1.5   Anteile von Wissensvermittlung, Üben und Reflexion in Bezug auf die Dauer einer
Kurseinheit.. 7
1.6   Exkurs: Vorgespräch mit den Teilnehmern 8
1.7   Inhalte und Lernziele der einzelnen Kurseinheiten....................................... 9
    1.7.1   Erste Kurseinheit 9
    1.7.2   Zweite bis achte Kurseinheit 10
1.8   Didaktisch-methodische Prinzipien.. 11
    1.8.1   Grundlegende didaktische Prinzipien 11
    1.8.2   Konkrete didaktisch-methodische Prinzipien.. 12

2   DETAILLIERTE DARSTELLUNG DER ZWEITEN KURSEINHEIT . 14
2.1   Inhalt, Dauer und Lernziel der zweiten Kurseinheit..................................... 14
Tab. 5: Inhalte, Dauer und Lernzeile der zweiten Kurseinheit (eigene Darstellung) 14
2.2   Methodik der zweiten Kurseinheit 14
    2.2.1   Stundenvorbereitung 14
    2.2.2   Ankommen und Begrüßung 15
    2.2.3   Erklären und Demonstrieren der ersten Übung 15
    2.2.4   Entspannung 16
    2.2.5   Zeit zum Genießen mittels Phantasiereise und Rücknahme 16
    2.2.6   Erfassung von Veränderungen/ Übungsfortschritten und Reflexion der Teilnehmer
sowie abschließendes Gespräch 16

3   FAZIT 18
3.1   Allgemeine und eigene Bewertung... 18
3.2   Veränderungen in der bereits durchgeführten Praxiseinheit................................ 19
3.3   Schlussfolgerung 19

4   LITERATURVERZEICHNIS 20

5   ABBILDUNGS-, TABELLEN- UND ABKÜRZUNGSVERZEICHNIS.. 21
5.1   Abbildungsverzeichnis 21
5.2   Tabellenverzeichnis.. 21
5.3   Abkürzungsverzeichnis 21

ANHANG 22
Anhang 1: Anamnesebogen.. 22
Anhang 2: PR-Text.. 23

1 Inhalt und Aufbau des Kurskonzeptes

1.1 Zielstellung und Begründung der ausgewählten Methode und Form

Mit der Verwendung dieses vorliegenden Kurskonzeptes soll den Teilnehmern innerhalb acht Kurseinheiten die PR vermittelt werden. Das Ziel der PR (nach Jacobson) ist es, durch muskuläre Entspannung dem Stresserleben entgegenzuwirken. Ein Anstieg der Muskelanspannung ist die Folge von Stress, Angst etc. Bei der PR werden sowohl die körperliche Funktion als auch die psychischen Zustände beeinflusst (vgl. HOFFMANN, 1999, S. 11).

Die Techniker Krankenkasse und das F.A.Z.-Institut fanden mittels einer statistischen Erhebung heraus, dass „mehr als 80% der Deutschen über Stress klagen (vgl. Abb.1). Bei etwa jedem Dritten ist die Anspannung schon zum Dauerzustand geworden. Als Ursachen nennen die Menschen in erster Linie Belastungen am Arbeitsplatz" (GANGL & BIRKNER, 2009).

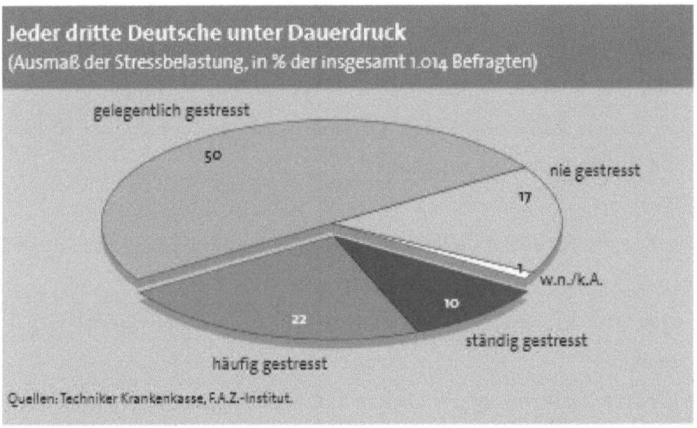

Abb. 1: Jeder dritte unter Dauerdruck (vgl. GANGL & BIRKNER, 2009)

Als Zielgruppe wurden Männer und Frauen im mittleren Alter gewählt, die aktiv in einem Fitnessstudio trainieren und sich mehr Gelassenheit und Entspannung im täglichen Alltag und Beruf wünschen.

Das Ziel der PR ist die Entspannung einzelner Muskelpartien, die gleichzeitig eine Verbesserung des körperlichen und seelischen Befindens hervorrufen. Diese Fähigkeit soll vermittelt, erlernt und im täglichen Alltag, sei es im Beruf oder

Zuhause, umgesetzt werden. Des Weiteren dient die PR zur Prävention von Erkrankungen wie z.B. Verspannungen, Kopf- und Gliederschmerzen, Herz- und Kreislauferkrankungen, Burn-out etc., die u.a. durch dauerhaften Stress entstehen. Im Folgenden werden verschiedene Entspannungsverfahren ausgelistet.

Entspannungsverfahren	
Körperlich	**Mental**
PMR	Autogenes Training
Yoga	Körperreise
TaiChi	Meditation
Qigong	Imagination
u.w.	u.w.

Abb. 2: verschiedene Entspannungsverfahren (vgl. NORDIC FITNESS BERLIN, o.J.)

Als Methode für das Entspannungstraining ist die PR bewusst ausgewählt worden, da sie zu den körperlichen Entspannungsverfahren zählt und folgende Vorteile hinsichtlich der anderen, in Abb. 2 aufgeführten Entspannungsverfahren anbietet:

➢ für Personen gut geeignet, die Konzentrationsschwierigkeiten haben
  (Durch die PR wird der Konzentrationspunkt auf eine bestimmte Aufgabe gelenkt, z.B. die Arme anspannen. Dadurch wird das Problem der Ablenkung und des Einschlafens vermindert.)
➢ ist leicht zu erlernen und verschafft oftmals schnellere Übungserfolge
➢ leichter Zugang für sportlich bzw. körperlich orientierte Menschen, da die PR über eine Übungsreihenfolge trainiert wird
➢ kann nach dem Erlernen verkürzt und in Alltagssituationen leicht eingesetzt werden
➢ bietet größere Variationsmöglichkeiten und ein differenziertes Ansprechen von Muskelgruppen an

Die Methode der PR gibt verschiedene Anwendungsformen her, bei denen verschieden viele Muskelgruppen beansprucht werden: 16 Muskelgruppen, 7 Muskelgruppen und die kürzeste Form beinhaltet 4 Muskelgruppen. Für Fortgeschrittene wird die PR nur noch durch die reine Vorstellungkraft ausgeführt- auch Vergegenwärtigen genannt (siehe Kapitel 1.8.2). Dieses Kurskonzept befasst sich mit der längsten Anwendungsform. Die 16 Muskelgruppen sind in eine Reihenfolge von 14 Schritten zusammengefasst. Durch das Erlernen der umfassendsten Anwendungsform, kann im Alltag je nach individuellen Empfinden und den zeitlichen Ressourcen die PR angepasst und verkürzt werden.

1.2 Organisation der notwendigen Ressourcen

Der optimale, zeitliche Verfügungsrahmen einer Kurseinheit beträgt 60 Minuten. Die enthaltene Gruppenstärke von maximal 12 Teilnehmern gelten laut MATHE-SISUS (2012 S. 131) als optimale Voraussetzungen. Das Entspannungstraining wird in einer geschlossenen Gruppe durchgeführt, d.h. die Gruppe beginnt und beendet das Training gemeinsam. Der damit verbundene Vorteil ist die systematisch und methodisch aufgebaute Planung der Kurseinheiten (vgl. MATHESIUS, S. 132). Die Zusammensetzung der Alters- und Gruppenstruktur ist irrelevant. Lediglich mit Kindern und Jugendlichen erfolgt das Üben und Durchführen der PR mit anderen methodischen Gesichtspunkten. Für eine ideale Raumgröße sind zwei Faktoren von Bedeutung: Die TN benötigen ausreichend Platz, so dass es in liegender Position zu keiner Bewegungseinschränkung kommt. Allerdings darf der Raum auch nicht zu groß sein, da die Stimme und die Stimmfarbe des KL für das Entspannungstraining zwar angemessen ruhig aber trotzdem deutlich zu hören sein sollte. Darüber hinaus müssen alle TN im Blickfeld sein, so dass sich niemand im Rücken des KL befindet. Oftmals stellt eine kleine Erhöhung oder ein Podest eine Erleichterung da (vgl. MATHESIUS, 2012, S. 132). Neben der optimalen Raumgröße muss auch die Raumtemperatur eine besondere Achtsamkeit zugewiesen werden. Die Mindestraumtemperatur beträgt 21 Grad, da eine darunterliegende Temperatur entspannungshemmend wirkt. TN, die schnell dazu neigen zu frieren, sollten sich im Voraus warm genug kleiden. Notfalls stünden Decken zur Verfügung, deren Einsatz jedoch mit Sorgfalt zu betrachten ist, da sie die Sicht der An- und Entspannung für den KL einschränken (vgl. MATHESIUS, 2012, S. 133). In der Anfangsphase muss der Raum störungsfrei bzw. geräuscharm sein, so dass die Entspannung bestmöglich erreicht wird. Erst mit zunehmenden Lernfortschritten kann die Entspannung mit verschiedenen Geräuschkulissen wie z.B. auch mit Straßen- oder Nebengeräuschen geübt werden (vgl. MATHE-SIUS, 2012, S. 133). Die Entspannungshaltung während der Entspannungsübung wird in Kapitel 1.7.1.1 näher erläutert. In der Vorbereitungsphase sollten außerdem folgende materielle und personelle Ressourcen beachtet werden.

➢ materielle Ressourcen:

- mindestens 13 Matten

- Decken (Mitnahme von TN)

- Ersatzkissen/-decke für die TN (bei vergessener Mitnahme)

- Erhöhung für den Kursleiter (Podest)

- Anwesenheitsliste

- Informations- und Übungsblätter für die TN

- evtl. weitere Hilfsmittel für die einzelnen Kurseinheiten, z.b. Gummibänder für das „Thermometer" etc.

➢ personelle Ressourcen:

- qualifizierter Kursleiter

- geschultes Teampersonal für die Anamnese und zur inhaltlichen Informationsausgabe

- qualifizierter Kursleiter (als Vertretung im Krankheitsfall)

1.3 Informationsblätter/ Übungsanweisungen/ sonstige Handzettel

Die Informations- und Übungsblätter, welche häufig als Hausaufgaben bekannt sind, dienen zur Förderung der Lerntransferleistung im Alltag. Das beschreibt die Fähigkeit, die in der Stunde erlernten Entspannungsübungen auf andere Situationen zu übertragen, zu verinnerlichen und eigenständig durchzuführen (vgl. GABLER WIRTSCHAFTSLEXIKON, o.J.). Damit die erlernten Übungen dauerhaften Erfolg versprechen, muss die PR im Alltag weiter ausgeübt werden. Um dies zu erleichtern, erhalten die TN zum Ende des Kurses eine CD mit der festen Übungsreihenfolge und verschiedenen Phantasiereisen.

1.4 Rahmenbedingungen

Tab. 1: Rahmenbedingungen des Kurskonzepts (eigene Darstellung)

Kurskonzept	Progressive Relaxation (PR)
Zielgruppe	Fitness-Sportler im mittleren Alter
Niveau	Anfängerkurs
Anzahl der Kurseinheiten	8 Kurseinheiten
Dauer einer Kurseinheit	1 Einheit á 60 min.
Trainingsgruppe	geschlossene Gruppe
Teilnehmeranzahl	maximal 12 Teilnehmer
terminlicher Vereinbarung	Start 10.04.13, 1 x wöchentlich mittwochs von 18.00-19.00 Uhr
Ort	XXX
Ausschlusskriterien	➢ psychische Erkrankungen ➢ Epilepsie ➢ Einschränkung bei sitzender oder liegender Position
benötigte Materialien	➢ Decke und Kissen ➢ bequeme Kleidung (evtl. Wollsocken)
Kursleiterin	Vicky Tlatlik

1.5 Anteile von Wissensvermittlung, Üben und Reflexion in Bezug auf die Dauer einer Kurseinheit

Der Grundaufbau einer Kurseinheit der PR gliedert sich in die drei Bestandteile Vorbereitung, Hauptteil und Nachbereitung, die nachstehend näher erläutert werden. Die Vorbereitung dient dem Erklären, Demonstrieren und Üben der einzelnen Übungen und umfasst 1/5 der Gesamtdauer. Die Durchführung der Entspannungsübung widmet sich dem Hauptteil. Darin ist eine Einleitung der Entspannung, die Entspannung in den entsprechenden Körperbereichen und eine Rücknahme enthalten (3/5 der Gesamtdauer). Die Nachbereitung, welche 1/5 der Gesamtdauer einnimmt, befasst sich mit einem abschließenden Gespräch (vgl. MATHESIUS, 2012, S. 140). Für die Wissensvermittlung wird in den ersten Stunden eine größere Zeitspanne eingerechnet, die in kommenden Kurseinheiten abnimmt. Für das abschließende Gespräch wird dagegen mehr Zeit eingeplant, da der Erfahrungsaustausch mit wachsender Gruppendynamik intensiver und ausgiebiger wird. Im Folgenden wird die zeitliche Aufteilung einer Kurseinheit tabellarisch festgehalten, welche sich nach den Richtlinien orientieren, allerdings keine Dogma darstellen.

Tab. 2: Zeitliche Aufteilung einer Kurseinheit, Gesamtdauer 60 Min. (eigene Darstellung)

	Inhalt	Dauer	Anmerkung
Vorbereitung	Einleitung, organisatorischer Hinweis	ca. 10 min. (ab der 2. Einheit ca. 3 min.)	➤ Begrüßung ➤ Vorstellungsrunde und Erläuterung des Grundprinzips der PR (1. Kurseinheit)
Vorbereitung	Befindlichkeitsabfrage, Wissensvermittlung und Erläutern des Stundeninhalts	ca. 5 - 10 min. (Wissensvermittlung zu Beginn größeren Anteil)	➤ Einstimmung auf die Entspannung ➤ Wie wurde die vorangegangene Stunde empfunden? ➤ ggf. Besprechung der Hausaufgaben ➤ Ziel der jeweiligen Stunde erläutern
Hauptteil	Erklären neuer Übungen	ca. 10 min.	➤ Erläutern, Demonstrieren und Ausprobieren der neuen PR Übungen
Hauptteil	Durchführung der Entspannungsübung, Phantasiereise	ca. 20-30 min.	➤ Einleitung der Entspannung z.B. mit Ruheformel ➤ Durchführung der Entspannung mit den neu hinzukommenden Übungen ➤ Phantasiereise
Hauptteil	Rücknahme	ca. 5 min.	➤ Zeit zum Genießen (Phantasiereise /Ruhebild) ➤ Ritual (Bsp. 6 bis 0 zurückzählen)
Nachbereitung	Gespräch	ca. 10-12 min.	➤ Abfrage Teilnehmer, Erfahrungsaustausch untereinander ➤ Kursleiter erhält ein Feedback ➤ Verteilung von Infoblättern und Hausaufgaben ➤ Hinweis auf nächste Stunde ➤ Danksagung

1.6 Exkurs: Vorgespräch mit den Teilnehmern

Bevor der Kurs beginnt, sollte im Vorfeld mit jedem einzelnen Teilnehmer ein Vorgespräch bzw. eine Anamnese durchgeführt werden. Diese dient zur Feststellung der Indikation, um im späteren Verlauf gezielte Lösungsansätze anzubieten. Des Weiteren besteht die Möglichkeit, die Motivation des Teilnehmers einzuschätzen und um eine erste „emotionale Bindung" zwischen dem KL und dem TN aufzubauen (vgl. GRÖNINGER, 1996, S. 31). Der Anamnesebogen ist im Anhang 1 beigefügt.

1.7 Inhalte und Lernziele der einzelnen Kurseinheiten

1.7.1 Erste Kurseinheit

Im Folgenden werden sowohl die Inhalte als auch die Lernziele der ersten Kurseinheit beschrieben.

1.7.1.1 Inhalte

In der Regel haben die Übungsstunden im Bereich des Entspannungstrainings eine feste Struktur. Bevor diese eingehalten werden kann, ist allerdings eine Einführungsstunde notwendig. Zunächst sollen sich die Teilnehmer vorstellen, damit eine vertrauensvolle Atmosphäre und eine Gruppendynamik entstehen. Wichtige Aspekte dabei sind z.b. die Erwartungen der TN (Zielsetzung) an den Kurs, die Vorerkenntnisse mit der PR sowie die Vorerfahrungen mit anderen Entspannungsmethoden. Im zweiten Schritt erläutert der Kursleiter das Grundprinzip der PR und sagt etwas zu dem Autor des Verfahrens. Darüber hinaus wird die methodische Vorgehensweise des Kursprogramm vorgestellt und organisatorische Fragen geklärt (vgl. MATHESIUS, 2012, S. 136) wie z.b.

- ✓ die Kleidung
- ✓ der Umgang mit Störungen während des Kurses (Husten, Darmgeräusche Einschlafen, Lachen, Muskelzuckungen etc.)
- ✓ das gemeinsame Beginnen und Enden des Kurses
- ✓ Anwendungsmöglichkeiten im Alltag
- ✓ das häusliche Üben
- ✓ die Wichtigkeit der Rücknahme

Einen hohen Stellwert nimmt die Lagerung (sitzend oder liegend) für die Vorbereitung auf die Entspannung und den Übungsablauf ein. Die durch bestimmte Positionen entstehenden Probleme, wie z.B. Rückenschmerzen beim flachen Liegen, sollten direkt gelöst werden, in dem ggf. die Beine aufgestellt und der Kopf hoch gelagert wird (vgl. MATHESIUS, 2012, S. 137). Die ersten vorbereitenden Übungen „das Thermometer" sowie die „Phantasiereise" vermitteln das Gefühl der Entspannung, der inneren Ruhe und der Konzentration auf sich selbst. Abschließend erfolgen die Rücknahme und das Abschlussgespräch, welche feste Bestandteile in jeder Kurseinheit sind. Darin möglich enthaltende Punkte sind z.B. die individuelle Empfindung, evtl. aufgetretene Schwierigkeiten oder der ermittelte Spannungsgrad (vgl. HOFMANN, 1999, S. 36). Dadurch tauschen die

Teilnehmer Erfahrungen miteinander aus und der KL erlangt ein direktes Feedback.

1.7.1.2 Lernziele

In der ersten Stunde soll zu Einen eine Gruppendynamik und -atmosphäre geschaffen werden. Zum anderen wird der individuelle, optimale Entspannungsgrad durch das praktische Üben herausgefunden und das Gefühl der Entspannung vermittelt. Das Mitgeben von Informationsblättern oder Übungsmöglichkeiten fördert die Vertiefung der PR und das Umsetzen im Alltag (siehe Kapitel 1.3). Als erste Hausaufgabe wird ein allgemeines Informationsblatt über die PR ausgehängt (vgl. MATHESIUS, 2012, S. 185), um das erlangte Wissen der ersten Stunde zu vertiefen.

1.7.2 Zweite bis achte Kurseinheit

1.7.2.1 Inhalte und Lernziele

Tab. 3: 2. – 8. Kurseinheit, Inhalte und Lernziele (eigene Darstellung)

Stunde	Inhalt	Lernziel
2	➢ Ankommen, Begrüßung, Einstimmen ➢ Erklären und demonstrieren der ersten Übung ➢ Durchführung der Entspannungsübung: Hand & Unterarm, Oberarm re/li ➢ Zeit zum Genießen (Phantasiereise) + Rücknahme ➢ Reflexion der TN, Erfassung von Veränderungen (durch subjektive Wahrnehmung) ➢ Abschlussgespräch (darin enthalten Erfahrungsaustausch der TN und Feedback an KL), Verteilen des Informationszettels: Ablauf der PR (vgl.PR MATHESIUS, 2012, S. 186)	➢ TN äußern ihre Gefühle, Eindrücke etc. ➢ TN erlernen erste Entspannungsübungen ➢ Entwicklung der Selbstwahrnehmung ➢ Hausaufgabe (häusliche Üben) zur Vertiefung des Lerneffektes
3	➢ Ankommen, Begrüßung, Einstimmen ➢ Erklären und Demonstrieren der neuen Übung ➢ Einleitung der Entspannung ➢ Durchführung der Entspannungsübung: wie 2. neu: Nacken, Schultern, oberer Rücken, Brustkorb (mit Atmung) ➢ Zeit zum Genießen (Phantasiereise) + Rücknahme ➢ Abschlussgespräch	➢ TN erlernen die neuen Übungen ➢ Weiterentwicklung der Selbstwahrnehmung ➢ Hausaufgabe (häusliche Üben) zur Vertiefung des Lerneffektes
4	➢ Ankommen, Begrüßung, Einstimmen ➢ Erklären und Demonstrieren der neuen Übung ➢ Einleitung der Entspannung ➢ Durchführung der Entspannungsübung: wie 3. neu: unterer Rücken, Gesäß, Beine ➢ Zeit zum Genießen (Phantasiereise) + Rücknahme ➢ Abschlussgespräch	➢ TN erlernen die neuen Übungen ➢ Weiterentwicklung der Selbstwahrnehmung ➢ Hausaufgabe (häusliche Üben) zur Vertiefung des Lerneffektes
5	➢ Ankommen, Begrüßung, Einstimmen ➢ Erklären und Demonstrieren der neuen Übung ➢ Einleitung der Entspannung ➢ Durchführung der Entspannungsübung: wie 4. jedoch Hände/Arme zusammen, neu: Bauch ➢ Zeit zum Genießen (Phantasiereise) + Rücknahme ➢ Reflexion der TN, Erfassung von Übungsfortschritten (durch subjektive Wahrnehmung) ➢ Abschlussgespräch	➢ TN erlernen die neuen Übungen ➢ Weiterentwicklung der Selbstwahrnehmung ➢ Hausaufgabe (häusliche Üben) zur Vertiefung des Lerneffektes

6	➤ Ankommen, Begrüßung, Einstimmen ➤ Erklären und Demonstrieren des Atemrhythmuses ➤ Einleitung der Entspannung ➤ Durchführung der Entspannungsübung: wie 5. neu: Atemrhythmus erspüren, An- und Entspannen mit Ein- und Ausatmen verbinden ➤ Zeit zum Genießen (Phanatsiereise) + Rücknahme 　➤ Abschlussgespräch, Informationszettels: Tiefes Atmen (vgl. RESCHKE & SCHRÖDER, 2000, S. 25)	➤ Erlernen des bewussten Atemrhythmuses ➤ Weiterentwicklung der Selbstwahrnehmung ➤ Hausaufgabe (häusliche Üben) zur Vertiefung des Lerneffektes
7	➤ Ankommen, Begrüßung, Einstimmen ➤ Einleitung der Entspannung ➤ Durchführung aller Übungen im Liegen mit individuellem Ruhebild ➤ Rücknahme 　➤ Abschlussgespräch, Infoblatt: Kursanalyse (vgl. RESCHKE, K. & SCHRÖDER, H., 2000, S. 71)	➤ Festigung der Selbstwahrnehmung ➤ Hausaufgabe (häusliche Üben) zur Vertiefung des Lerneffektes
8	➤ Ankommen, Begrüßung, Einstimmen ➤ Erklären und demonstrieren von Kurzübungen zur Anwendung im täglichen Alltag ➤ Anwendung der Kurzentspannung in alltäglichen Realsituationen ➤ Rücknahme ➤ Endreflexion der TN, Erfassung von Übungsfortschritten (durch subjektive Wahrnehmung) 　➤ Infozettel: Training in Alltagssituationen (vgl. HOFFMANN, E., 1999, S. 127) ➤ Abschlussgespräch/- diskussion, Danksagung	➤ Festigung der Selbstwahrnehmung ➤ Aktivierung und Motivation der TN für das eigenständige Durchführen im Alltag

1.8 Didaktisch-methodische Prinzipien

1.8.1 Grundlegende didaktische Prinzipien

Für die Vermittlung der PR sind das konzeptionelle Denken, das methodische Handeln und die Überzeugtheit des Trainers bedeutsam. Die Überzeugtheit des Trainers bedeutet, dass er selbst Ruhe und Gelassenheit ausstrahlt, um das Gefühl der Entspannung wirkungsvoll weitergeben zu können. Dazu gehören eine ruhige Stimmführung zu haben, die deutlich zwischen An- und Entspannungsphase differenziert, d.h. bei der Anspannungsphase die Stimme anzuheben und aktiver und energischer Sprechen zu sprechen. Außerdem sollte das Einhalten von angemessenen Pausen gewährleistet sein (vgl. MATHESIUS, 2012, S. 109). Hinter jedem Trainingsprogramm muss ein Konzept stehen, so dass jede Stunde einen durchdachten Aufbau mit einer festen Zielestellung hat z.B. Hände und Arme. Der Schwerpunkt erleichtert es den TN, sich auf die Stunde besser einzulassen. Um dieses Gefühl zu verstärken sollte zu Beginn des Kurses die Herkunft und die Geschichte der PR kurz erläutert und näher gebracht werden (vgl. MATHESIUS, 2012, S. 109). Bevor mit der eigentlichen Entspannungseinheit begonnen wird, ist das Erklären, Demonstrieren und Ausprobieren der neuen Übungen unabdingbar. Ziel ist es, eine bessere Körperwahrnehmung zu erhalten. Jeder TN soll für sich seine eigene, optimale Bewegungslösung finden und nicht der exakten Bewegungsausführung nacheifern. Denn das mehrmalige eigenständige Erspüren und das Vertiefen sind der entscheidende Erfolg bei einem Entspannungstraining, welches durch eine Hausaufgabe intensiviert werden kann (vgl. MATHESIUS, 2012, S. 109). Im Anschluss an die PR weisen die Rücknahme und das abschließende Gespräch eine hohe Relevanz auf. In dem Gespräch können sich die TN über die erlebten Empfindungen und Veränderungen, die sie während der Übung wahrgenommen haben, austauschen. Der Kursleiter erhält ein direktes Feedback und kann die individuellen Bedürfnisse unmittelbar in der nächsten Kurseinheit mitberücksichtigen (vgl. MATHESIUS, 2012, S. 110).

1.8.2 Konkrete didaktisch-methodische Prinzipien

Die grundlegenden didaktisch- methodischen Prinzipien stellen das Grundgerüst eines Entspannungskurses dar. Nachfolgend werden die wichtigsten Aspekte zur Vermittlung der PR verdeutlicht. Das Hauptaugenmerk bei der PR liegt überwiegend auf dem Erlernen des dynamischen An- und Entspannen der Muskulatur (vgl. MATHESIUS, 2012, S. 117). Das optimale Verhältnis zwischen der An- und Entspannungszeit befindet sich bei 3:1 (vgl. MATHESIUS, 2012, S. 121), wobei sich die Entspannungsphase darüber hinaus strecken aber nicht verkürzen lässt. Nicht nur das Zeitverhältnis sondern auch der Anspannungsgrad bildet in der PR einen wichtigen Gesichtspunkt. Empfohlen wird eine submaximale Anspannung, das bedeutet, die Anspannung wird solange gehalten bis ein Unterschied zur Normalspannung zu verspüren ist. Um dies näher bestimmen zu können, wird mit Hilfe des „Thermometers" (vgl. MATHESIUS, 2012, S. 183) in der Einführungsstunde der persönliche Anspannungsgrad ermittelt (vgl. MATHESIUS, 2012, S. 117). In der PR werden die Muskelgruppen nach einer bestimmten Übungsreihenfolge (1-14) angespannt und nach und nach in den einzelnen Kursstunden zusammengeführt (vgl. MATHESIUS, 2012, S. 119):

Tab. 4: Übungsreihenfolge in der PR (eigene Darstellung)

1. dominante Hand und Unterarm	8. Nacken und Hals
2. dominanter Oberarm	9. Schultern, oberer Rücken, Brust
3. nichtdominante Hand und Unterarm	10. unterer Rücken
4. nichtdominanter Oberarm	11. Atmung
5. Stirn	12. Bauch
6. Augen- und Nasenbereich	13. Gesäß evtl. ergänzend Beckenboden
7. Mund- und Kieferbereich	14. Beine und Füße (zusammen)

Während der Entspannungsübung ist darauf zu achten, nur die nötigsten Anweisungen und keine erklärenden Informationen zu geben, so dass der Entspannungsprozess gefördert und nicht zerredet wird (vgl. MATHESIUS, 2012, S. 118). In der sechsten Stunde wird die Aufmerksamkeit auf die Atemtechnik gelenkt. Der Atemrhythmus darf nicht vorgeben werden, da nicht jeder Mensch seine Atmung nach bestimmten Vorgaben beeinflussen kann. Es darf lediglich darauf hingewiesen werden, dass beim Halten der Spannung die Atmung gleichmäßig bleibt und der Schwerpunkt auf die Ausatmung gerichtet ist. Laut MATHESISUS wird die Entspannung vertieft, wenn beim Anspannen eingeatmet und beim Entspannen ausgeatmet wird (2012, S. 125).

Die Verwendung von Musik ist während der Entspannungseinheit nicht vorgesehen, da sie fremdsuggestiv wirkt, d.h. der Rhythmus der Musik wirkt entspannend und fördert einen Tranceähnlichen Zustand (vgl. MATHESIUS, 2012, S. 126). „In der PR wird dagegen Suggestion möglichst vermieden, denn diese Methode soll aktiv erlernt und schließlich selbstständig durchgeführt werden" (MATHESIUS, 2012, S. 126). Leider kommt es oftmals zu ungewollten Störrungen wie z.B. Husten, Schnarchen, unangenehmen Magengeräuschen etc. Im Vorfeld sollte der Umgang mit diesen Problematiken besprochen werden, damit die Konzentration während der Übungseinheit, trotz Störrungen aufrechterhalten bleibt (vgl. MATHESIUS, 2012, S. 128). Ein weiterer wichtiger Bestandteil in der PR ist die Erfassung von Übungsfortschritten, die in Kapitel 2.2.6 näher erläutert werden. Das Vergegenwärtigen, genau gesagt die Entspannung nur über die Vorstellung hervorzurufen, wird erst in fortgeschrittenen Kursen angewandt und erfordert eine gute Form des mentalen Trainings (vgl. MATHESIUS, 2012, S. 127). Mithilfe des Ruhebildes kann auch in Alltagssituationen ein schneller Erholungszustand erreicht werden. Das Ruhebild gibt der KL nicht vor, sondern leitet es nur an. Das Abfragen ist nicht erlaubt, da es ein individuelles, intimes Bild ist,

welches einen positiven Einfluss oder Eindruck hinterlassen hat. Durch die Asso-
ziation dieses Bildes soll ein entspannungswirkendes Signal hervorrufen werden
(vgl. MATHESIUS, 2012, S. 106).

2 Detaillierte Darstellung der zweiten Kurseinheit

2.1 Inhalt, Dauer und Lernziel der zweiten Kurseinheit

Tab. 5: Inhalte, Dauer und Lernzeile der zweiten Kurseinheit (eigene Darstellung)

Stunde	Inhalt/Dauer	Lernziel
2	➢ Ankommen, Begrüßung, Einstimmen z.B. in Form eines Blitzlichtes (10 min) ➢ Erklären und Demonstrieren der ersten Übung (15 min), TN üben die Elemente ➢ Durchführung der Entspannungsübung: Hand und Unterarm; Oberarm re/li (12 min) ➢ Zeit zum Genießen mittels Phantasiereise und Rücknahme mit Ritual (8 min) ➢ Reflexion der TN, Erfassung von Veränderungen (durch subjektive Wahrnehmung) ➢ Abschlussgespräch, Verteilen des Informationszettels: Ablauf der PR (10 min.)	➢ TN äußern ihre Gefühle, Eindrücke etc. ➢ TN erlernen erste Entspannungsübungen ➢ Vertiefen der Ruhe und der Entspannung ➢ Entwicklung der Selbstwahrnehmung ➢ Hausaufgabe (häusliches Üben) zur Vertiefung des Lerneffektes

2.2 Methodik der zweiten Kurseinheit

2.2.1 Stundenvorbereitung

Vor dem Stundenbeginn richtet der KL den Raum her, so dass die Matten und das
Podest den richtigen Platz einnehmen. Das Raumklima wird überprüft und alle
notwendigen Hilfsmittel, die für die Stunde vorgesehen sind, werden zurechtge-
legt. Ab der ersten Stunde wird eine Anwesenheitsliste geführt. Diese sorgt nicht
nur für den Überblick über die regelmäßige Teilnahme der TN. Vielmehr bietet
sie die Möglichkeit, häufig abwesende TN zu kontaktieren und nach den Gründen
der Abwesenheit zu fragen. Auf diese Weise wird die Vertrauensebene gestärkt.
Unmittelbar vor der Stunde können mit bereits eingetroffenen TN persönliche
Gespräche geführt und Fragen oder entstandene Probleme geklärt werden.

2.2.2 Ankommen und Begrüßung

Das Ankommen z.B. in Form eines Blitzlichtes, dient zur Einstimmung bzw. als Vorbereitung auf die Entspannung. Die TN sollen die Möglichkeit bekommen, sich in die Stunde einzufinden. Dazu gehören die Begrüßung, eine Befindlichkeitsabfrage, die Empfindungen nach der letzten Stunde (Lernziel: TN äußern der Gefühle und Eindrücke) und die Besprechung der Hausaufgaben bzw. offen stehende Fragen zum allgemeinen Infoblatt der PR. Abschließend werden die heutigen Stundeninhalte erläutert: Durchführung der ersten Übungen (Arme und Beine) und den restlichen Ablauf.

2.2.3 Erklären und Demonstrieren der ersten Übung

In der zweiten Kurseinheit liegt der Entspannungsschwerpunkt auf den Händen sowie den Unter- und Oberarmen. Zunächst werden gezielte Übungen in den entsprechenden Körperregionen erlernt und durchgeführt (Lernziel: TN erlernen erste Entspannungsübungen). Die neuen Übungselemente sind in der folgenden Tabelle aufgelistet und werden in dieser Reihenfolge ausgeführt: beginnend mit der dominanten Arm- und Handseite und gefolgt von der nichtdominanten Arm- und Handseite.

Tab. 6: Übungsanweisung Hand, Unterarm, Oberarm rechte und linke Seite (eigene Darstellung)

Körperteil	allgemeine Hinweise/ Übungsausführung
Hand und Unterarm	allgemeine Hinweise: ✓ Vermeidung von ruckartigen Anspannungen ✓ richtiges An- und Entspannungsverhältnis von 1:3 ✓ Vermeidung von Pressatmung ✓ individuellen Anspannungsgrad mit berücksichtigen (erlernt mittels des „Thermometers" in der ersten Kurseinheit) Übungsausführung: ➢ Hand schließen und zu einer Faust bilden ➢ Unterarm dabei mit anspannen ➢ während der Anspannung gleichmäßig weiteratmen ➢ Spannung halten und erspüren (Anspannungsgrad) ➢ Spannung wieder loslassen, Spannung herausfließen lassen ➢ erste Entspannung im Unterarm, in der Hand und in jedem Finger spüren ➢ die Übung wiederholen und ggf. Hilfestellung anbieten ➢ TN anschließend fragen, ob die Übung problemfrei ausgeübt werden konnte
Oberarm	allgemeine Hinweise: ✓ siehe Hand und Unterarm Übungsausführung: ➢ Hand schließen und zu einer Faust bilden ➢ Unterarm mit anspannen ➢ Ellenbogen anwinkeln ➢ Oberarmmuskeln fest anspannen ➢ weiterer Verlauf siehe Hand/Unterarm, Übungsausführung 3. Punkt - 8. Punkt

2.2.4 Entspannung

Nach den Neu erlernten Entspannungselementen der Hände und Arme folgt der Hauptteil, die wesentliche Entspannungseinheit der PR (Lernziel: Umsetzten der neu erlernten Übungen, erste Teilentspannung). Der gesamte Übungskomplex wird in Teilschritten aufgebaut und erarbeitet, so dass die PR in den folgenden Stunden immer länger wird (vgl. MATHESIUS, S. 138).[1]

2.2.5 Zeit zum Genießen mittels Phantasiereise und Rücknahme

Der Übergang zwischen der Entspannung und der Zeit zum Genießen, z.B. mit Hilfe einer kurzen Phantasiereise, geht gleitend ineinander über. Diese Phase dient zum Vertiefen der erlebten Entspannungseinheit (Lernziel: Vertiefen der Ruhe und Entspannung). Das Hauptaugenmerk in der Phantasiereise sind die eigenen Gedanken und Phantasien. Dabei werden keine konkreten Gedankengänge vorgebeben. Jeder Teilnehmer lässt seinen eigenen Phantasien freien Lauf (vgl. MATHESIUS, 2012, S. 105). Die Zeit zum Genießen kann mit einem individuellen Ruhebild oder mit Entspannungsmusik variiert werden. Die Rücknahme folgt optimaler Weise immer gleich, d.h. es sollte ein Ritual ausgebildet werden z.b. durch das runter zählen von 6 bis 0. Das Ritual soll beim häuslichen Üben gewähren, dass die Entspannung aktiv zurückgenommen wird (vgl. MATHESIUS, 2012, S. 138).

2.2.6 Erfassung von Veränderungen/ Übungsfortschritten und Reflexion der Teilnehmer sowie abschließendes Gespräch

Für den KL ist es wichtig zu erfahren, welche Veränderungen und Fortschritte die TN während des Entspannungstrainings spüren und erlangen. Die einfachste Methode, dies in Erfahrung zu bringen, ist über die subjektive Einschätzung der TN anhand vorgegebener Kriterien zu gehen. Die folgenden Kriterien, wie die Belastung vor dem Training, die Konzentration und die Entspannung, haben sich für das Entspannungstraining bewährt (vgl. MATHESIUS, 2012, S. 130). Eine solche Einschätzung sollte in der Regel bei zehn Übungseinheiten dreimal durchgeführt werden, welches für das vorliegenden Kurskonzept übernommen wurde (vgl. MATHESIUS, 2012, S. 130). „Liegt die Einschätzung relativ stabil (auch an

---

[1] Beispiele zur Phantasiereise siehe Anhang 2 und REHFISCH, 1989, S.130 ff.

Tagen höherer Vorbelastung) um 4 und werden Konzentration und Entspannung in etwa gleich beurteilt, so kann man von einem guten Lernstand sprechen" (MATHESIUS, 2012, S. 130). Nach der Rücknahme nehmen die TN wieder eine sitzende Position ein, damit die Übungsfortschritte auf dem dafür vorgesehenen, ausgeteilten Zettel (vgl. MATHESIUS, 2012, S. 130) erfasst werden können (Lernziel: Entwicklung der Selbstwahrnehmung). Die Gesamtauswertung findet in der achten Kurseinheit statt.

Die Nachbereitung erfolgt über eine Reflexion oder ein abschließendes Gespräch in der Gruppe. Darin tauschen sich die TN über die Erfahrungen und Beobachtung aus, die sie während der Entspannungsübung wahrgenommen haben (Lernziel: Erhöhung des Lerneffektes und Entwicklung der Selbstwahrnehmung). Wie offen das Gespräch verläuft, hängt von der Gruppenatmosphäre und dem Vertrauensverhältnis zu dem KL ab (Lernziel: Entwicklung der Gruppendynamik und Festigung der Gruppe). Wichtig ist, dass in der Gesprächsrunde keine Wertungen vorgenommen werden dürfen, es gibt kein richtig oder falsch (vgl. MATHESIUS, 2012, S. 139). Zum Ende der Stunde verteilt der KL das Infoblatt zum Ablauf der PR für die nächste Stunde. Das Infoblatt dient zur Nachbereitung für die jetzige oder zur Vorbereitung für die nächste Stunde (Lernziel: Vertiefen des Lerneffekts durch das häusliche Üben). Der KL verabschiedet und bedankt sich für die Stunde.

3 Fazit

3.1 Allgemeine und eigene Bewertung

Das Kurskonzept der PR umfasst acht Kurseinheiten und lehnt sich an das Trainingsprogramm 2 an (vgl. MATHESIUS, 2012, S. 143). Dieses Programm ist besonders für geschlossene Gruppen geeignet, d.h. die TN müssen sich daran gewöhnen, die Übungsstunde gemeinsam zu beginnen und zu beenden. Ferner kann nur dadurch ein systematisches Entspannungstraining gewährleistet werden.

Ein Vorteil dieses Programmes ist der günstigere Zeitpunkt für die zur Einführung der Muskelpartien von Bauch und Gesicht. Der komplette Körper kann bereits in der fünften Einheit als ein Ganzes erlebt werden (vgl. MATHESIUS, 2012, S. 142).

Zu erwartende Umsetzungsprobleme in der Praxis können unter anderem, dass nicht erreichen der Entspannung, aufgrund eines zu hohen Anspannungsgrades im Alltag sein. So dass der Umdenkungsprozess von der Arbeit zur Freizeit bzw. von der Anspannungsphase zur Entspannungsphase nicht umgesetzt werden kann. Weiterhin kann das Weglassen des häuslichen Übens zu Umsetzungsproblemen in der Praxis bzw. zu nicht vorhandenen Übungsfortschritten gelangen. Des Weiteren können folgende Schwierigkeiten in der Praxis auftreten, von denen bereits einige im Vorfeld geklärt werden können:

- Geräusche z.B. Handy, Autos etc. (keine Handys im Raum)
- Einschlafen (im Vorfeld klären, wecken der TN)
- Muskelkrämpfe, Verstärkung von Schmerzen (zu hoher Anspannungsgrad)
- Schwindel, Übelkeit, niedriger Blutdruck (langsame Rücknahme)
- Krankheit des Kursleiters (im Vorfeld nach möglicher Vertretung suchen)
- ungewohnte Empfindungen z.B. Kribbeln, Wärme
- nichts gespürt, „mir bringt das nix"
- Konzentrationsschwierigkeiten
- innere Erregung, Unruhe, Nervosität

Die letzten vier Gesichtspunkte werden beim mehrmaligen Wiederholen oftmals geringfügiger. Die PR ist ein Entspannungstraining, welches erlernt werden muss.

3.2 Veränderungen in der bereits durchgeführten Praxiseinheit

Die wesentlichen Veränderungen zu dem ersten Video sind:

➤ Hinführung und Rücknahme mit der Auflagefläche bzw. mittels einer Übung zum Aufmerksamkeitspunkt ergänzt (roter Faden)

➤ Oberarme mit in die PR involviert (gibt der zeitliche Verfügungsrahmen her)

➤ Signalwort „jetzt" zum Hinweis der Anspannungsphase entfernt, da das Wort „anspannen" lediglich reicht

➤ Rücknahme bis ins Sitzen über die Seite (damit alle in der gleichen Ausgangsituation sind)

➤ Schuhe wurden ausgezogen

➤ Podest mit einem Step ausgewechselt

➤ Jede Muskelpartie nur einmal an- und entspannt. Das Video wurde allerdings mit zwei An- und Entspannungsphasen der einzelnen Muskelpartien gedreht, so dass die Videolänge bei ca. 24:00 min. lag. Deswegen wurde jeweils die zweite An- und Entspannungsphase herausgeschnitten (Übergang bei den Minuten 7:58, 9:28, 11:11 und 12:49).

➤ kurzer Videoabbruch bei der Rücknahme (17:29 min.), die Zahl zwei fehlt bei der herunter Zählung.

3.3 Schlussfolgerung

Das PR-Kurskonzept bietet eine gute Möglichkeit, Entspannung neu wahrzunehmen, zu erlernen und diese erfolgreich und eigenständig im Alltag umzusetzen. Die acht Kurseinheiten sind zeitlich so gelegt, dass keine Ferien oder Feiertage dazwischen liegen, so dass der gesamte Kurs ohne Pausen durchgehend fortläuft. Die Richtlinien des Kurses sind leicht zugänglich, die der KL variieren kann und genügend freien Spielraum zur Verfügung hat. Durch die abschließenden Gespräche und das Feedback kann der KL eigenständig agieren und das Konzept auf die Teilnehmer abstimmen.

4 Literaturverzeichnis

GABLER WIRTSCHAFTSLEXIKON: Lerntransfer. Online im Internet: http://wirtschaftslexikon.gabler.de/Definition/lerntransfer.html [Stand: 23.03.2013]

GANGL, K. & BIRKNER G.: Aktuelle Bevölkerungsumfrage: Ausmaß, Ursachen und Auswirkungen von Stress in Deutschland. F.A.Z.-Institut für Management-, Markt- und Medieninformation GmbH. Frankfurt am Main 2009

GRÖNINGER, S. & STADE-GRÖNINGER, J.: Progressive Relaxation. Indikation - Anwendung - Forschung - Honorierung. Reihe Leben lernen Nr. 105. Pfeiffer. München 1996

HOFFMANN, E.: Progressive Muskelentspannung. Ein Trainingsprogramm. Hoegrefe-Verlage. Göttingen 1999

MATHESIUS, R.: Studienbrief Entspannung, unveröffentlichtes Studienmaterial, Deutsche Hochschule für Prävention und Gesundheitsmanagement, Saarbrücken 2013

REHFISCH, H.P. et al.: Psychologie Schmerzbehandlung bei Rheuma. Springer Verlag. Berlin 1989

RESCHKE, K. & SCHRÖDER, K.: Optimistisch den Streß meistern. Kursleiterhandbuch- Handbuch und Material für die Kursführung. Dgvt-Verlag. Tübingen 2000

5 Abbildungs-, Tabellen- und Abkürzungsverzeichnis

5.1 Abbildungsverzeichnis

Abb. 1: Jeder dritte unter Dauerdruck (vgl. GANGL & BIRKNER, 2009).................................. 3

Abb. 2: verschiedene Entspannungsverfahren (vgl. NORDIC FITNESS BERLIN, o.J.) 4

5.2 Tabellenverzeichnis

Tab. 1: Rahmenbedingungen des Kurskonzepts (eigene Darstellung).. 7

Tab. 2: Zeitliche Aufteilung einer Kurseinheit, Gesamtdauer 60 Min. (eigene Darstellung)....... 8

Tab. 3: 2. – 8. Kurseinheit, Inhalte und Lernziele (eigene Darstellung)................................... 10

Tab. 4: Übungsreihenfolge in der PR (eigene Darstellung)... 13

Tab. 5: Inhalte, Dauer und Lernzeile der zweiten Kurseinheit (eigene Darstellung)................. 14

Tab. 6: Übungsanweisung Hand, Unterarm, Oberarm rechte und linke Seite (eigene Darstellung) 15

5.3 Abkürzungsverzeichnis

KL = Kursleiter

PR = Progressive Muskelrelaxation

TN = Teilnehmer

Anhang
Anhang 1: Anamnesebogen

Anamnesebogen	
Name, Vorname:	
Geschlecht:	
Geburtsdatum:	
Adresse:	
Telefonnr.:	
Name und Anschrift der Krankenkasse:	
Familienstand:	
Berufliche Tätigkeit:	
Haben Sie schon Vorerfahrungen mit PR oder anderen Entspannungsverfahren? Wenn ja, welche?	
Leiden Sie an Rückenschmerzen oder Nackenverspannungen?	
Liegen akute oder chronische Atemwegerkrankungen vor?	
Haben Sie Herz-Kreislauf-Beschwerden?	
Liegen chronische Knochen- oder Gelenkserkrankungen vor?	
Sind Erbkrankheiten in der Familie bekannt?	
Bestehen sonstige Beschwerden oder Krankheitsbilder?	
Nehmen Sie Medikamente ein?	

Unter welchen Stressoren leiden Sie?	nie	manchmal	häufig	sehr oft	nicht störend	kaum störend	ziemlich störend	stark störend
Termindruck								
Zeitnot								
Verantwortung								
Konkurrenzkampf								
Konflikte mit Kollegen								
Konflikte mit dem Chef								
Ärger mit Kunden								
Lärm								
Autofahrt in der Stoßzeit								
Rauchen								
Alkoholgenuss								
übermäßige Kalorienzufuhr								
Bewegungsmangel								
zu wenige Schlaf								
Sorgen								
Konflikte mit dem Partner								
eigene Beispiele:								
-								
-								
-								

Anhang 2: PR-Text

PR-Text Hände/ Arme

Lege dich bequem hin. Deine Arme sind leicht angewinkelt, die Hände sind locker aufgelegt und die Finger liegen leicht gekrümmt auf der Matte. Strecke deine Beine bequem aus und lasse die Füße dabei leicht nach außen fallen. Wenn du möchtest, schließe jetzt oder zu einem späteren Zeitpunkt deine Augen. Versuche wahrzunehmen, wie dein Körper auf der Unterlage liegt. Wie berühren deine Fersen den Boden, wie liegen die Waden auf, die Oberschenkel, dein Gesäß. Nimm wahr wie deine Wirbelsäule auf der Matte liegt. Wie berühren deine Schultern den Boden, die Oberarme, die Unterarme und deine Hände. Versuche dir ein Bild von deinem gesamten Körperabdruck zu machen und präge es dir ein.

Deine Atmung ist ruhig und gleichmäßig (2), - Lasse dich mit jedem Atemzug noch etwas mehr in die Matte fallen (5), du bist ruhig und entspannt (3) dein ganzer Körper ist ruhig und entspannt (3)

Richte nun deine Aufmerksamkeit auf deine Hände und Arme. Wende dich deiner dominanten Hand zu - (1) Schließe deine Hand zu einer Faust, soweit und solange es angenehm ist- nicht zu fest- Spanne den Unterarm mit an (3)- Spannung spüren (3) und nun Unterarm und Hand wieder lösen. Die Spannung fließt mit der nächsten Ausatmung heraus (3) - spüre der Entspannung nach- im Unterarm- in der Hand- und in jedem einzelnen Finger (11).

Als nächstes spanne den Oberarm mit an. – balle deine Hand zu einer Faust- Unterarm und Oberarm anspannen und den Ellenbogen anwinkeln (1), Oberarmmuskeln fest anspannen,- Spannung erspüren (3) und jetzt wieder locker lassen, lösen- spüre die Entspannung (3)- im Oberarm und Unterarm- die Hand löst sich immer mehr- behalte das Gefühl der Entspannung (11).

Richte nun die Aufmerksamkeit auf deine andere Hand. Schließe deine Hand zu einer Faust - Spanne den Unterarm mit an. -Spannung erspüren (3) Unterarm und Hand wieder lösen. Die Spannung fließt mit der nächsten Atmung heraus (3) -

lasse deine Muskeln immer mehr entspannen- spüre der Entspannung nach (3)-
im Unterarm- in der Hand- und in jedem einzelnen Finger (8).

Als nächstes spanne den Oberarm mit an - balle deine Hand zu einer Faust- Unterarm und Oberarm anspannen und den Ellenbogen anwinkeln (1), Oberarmmuskeln fest anspannen, Spannung erspüren (3) und jetzt wieder locker lassen, lösen-
spüre die Entspannung (3)- im Oberarm und Unterarm- die Hand löst sich immer
mehr- behalte dieses Gefühl (8)

Richte nun deine Aufmerksamkeit auf beide Arme- Spanne beide Arme an- von
der Hand über den Unterarm bis zum Oberarm anspannen- Spannung erspüren
(3)- und wieder lösen. Lass die Spannung mit der Ausatmung heraus fließen (3)-
spüre der Entspannung nach- genieße und behalte dieses Gefühl der Entspannung
(8).

Versuche deinen Körper noch einmal wahrzunehmen und zu spüren- wie liegt
dein Körper jetzt auf der Unterlage. Spüre wie deine Fersen den Boden berühren,
wie liegen die Waden auf, die Oberschenkel, dein Gesäß. Nimm wahr wie deine
Wirbelsäule auf der Matte liegt. Wie berühren deine Schultern den Boden, die
Oberarme, die Unterarme und deine Hände. Gibt es einen Unterschied im Ver-
gleich zum Anfang?

Bereite dich jetzt langsam darauf vor, die Übung zu beenden- ich zähle jetzt von
6 bis 0 runter- 6 bewege deine Arme (2) - 5 bewege deine Beine (2) - 4 recke und
strecke dich (2)-   3 atme noch einmal tief ein und aus (2) – 2 Öffne deine Augen, wenn du sie geschlossen hattest (2) – 1 zur Aktivierung übe den Käfer aus -
0 komme langsam über die Seite wieder in sitzen zurück.